Dr F. GARRIGOU

Professeur à la Faculté de Médecine de Toulouse

Les Matières organiques des Eaux potables et des Eaux minérales

Leur recherche et leur dosage au point de vue chimique

Communication faite à la Société d'Hydrologie Médicale de Paris

(Séance du 16 Mars 1914)

PARIS

ÉDITIONS DE LA "GAZETTE DES EAUX"

3, Rue Humboldt, 3

1914

Dᵣ F. GARRIGOU

Professeur à la Faculté de Médecine de Toulouse

Les Matières organiques des Eaux potables et des Eaux minérales

Leur recherche et leur dosage au point de vue chimique

Communication faite à la Société d'Hydrologie Médicale de Paris

(*Séance du 16 Mars 1914*)

PARIS

EDITIONS DE LA " GAZETTE DES EAUX '

3, Rue Humboldt, 3

1914

Les Matières organiques des Eaux potables et des Eaux minérales

Leur recherche et leur dosage au point de vue chimique

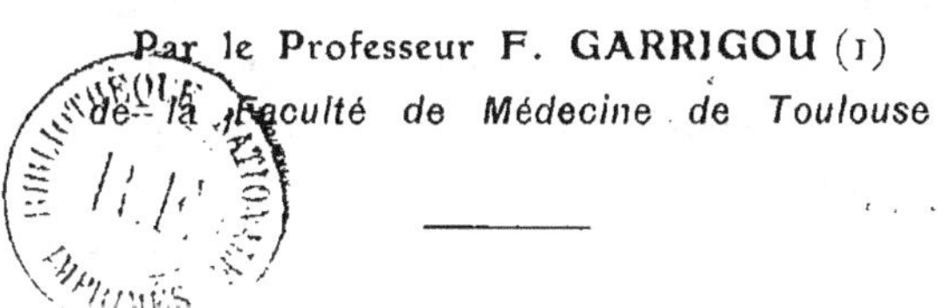

Par le Professeur F. GARRIGOU (1)
de la Faculté de Médecine de Toulouse

Jusqu'en 1864 environ, on dosait encore la matière organique des eaux en en évaporant un litre ou deux à siccité, et en calcinant le résidu. On comptait ensuite, comme matière organique, la différence de poids entre le résidu sec et le résidu calciné.

Ce procédé était un peu primitif, mais rendait cependant quelquefois service, lorsque les eaux ne contenaient pas de substances volatiles. C'était là un cas assez rare.

Il y a une quarantaine d'années, à la suite de travaux sur un procédé de dosage de la matière organique des eaux, imaginé par Peligot, et qui reposait surtout sur la précipitation de la matière organique par le perchlorure de fer, fut publié par ce savant. Alors élève de Peligot, j'étudiai une modification de cette méthode, dont je ne pus à ce moment établir tous les détails, absorbé que j'étais par la fameuse recherche du mercure dans la source du Rocher de Saint-Nectaire, dont Peligot s'était fait le défenseur.

Il y a une vingtaine d'années environ, M. le Professeur Pouchet appliqua la méthode du permanganate de potasse au dosage de la matière organique dans les eaux potables.

---

(1) M. PIATOT, Secrétaire général, veut bien se charger de la lecture de ce travail.

C'est cette méthode qui fut adoptée par le Conseil supérieur d'hygiène de France, pour la recherche de la matière organique dans les eaux de boisson. C'est celle qu'on applique encore de nos jours, et dont nous allons, d'après nos dernières recherches, faire connaître les certains inconvénients et qui deviendront probablement le sujet d'une réforme nécessaire dans les recherches sur les eaux soumises à l'examen des hygiénistes.

Un grand nombre d'entre eux se sont rattachés à ce procédé qui fait connaître la quantité d'oxygène que la matière organique emprunte à une liqueur titrée de permanganate de potasse pour s'oxyder. C'est là un procédé de comparaison, qui, dans certaines circonstances se présentant assez souvent, ne peut donner que des résultats chiffrés, sans une indication précise, quelquefois même troublante pour le médecin non chimiste.

De concert avec un ex-préparateur, Doné, nous avons fourni à ce point de vue un court mémoire, en 1910, à l'Association française pour l'avancement des Sciences (1).

Pour la rendre plus pratique, on a cherché à compléter cette première opération en appliquant au chiffre d'oxygène trouvé, un multiplicateur (7,9) permettant de transformer en acide oxalique le chiffre des milligrammes, ou des fractions de milligramme d'oxygène trouvé.

Cette solution du problème ne saurait être plus satisfaisante que la précédente, car elle ne fournit encore qu'un chiffre comparatif, sans valeur intrinsèque, et qui n'est qu'une complication.

Dans ces conditions, en présence des embarras dans lesquels cette méthode m'a plongé, j'ai appliqué à la recherche quantitative de la matière organique de tous les genres d'eau, un procédé des plus simples, mais approchant bien plus de la vérité que tous les autres, et qui permet de peser, après l'avoir isolée, la matière organique de toutes les eaux.

Voici ce procédé.

On évapore à sec, au bain-marie, un litre de l'eau à exa-

---

(1) Vol. de l'A. F. A. S.

miner, et l'on dessèche le résidu à chaud et dans le vide. On le lave ensuite par l'alcool chaud à 90°, additionné de quelques gouttes d'éther.

L'alcool dissout les nitrates, le chlorure de lithium et la plus grande partie de la matière organique. On évapore cet alcool dans une capsule tarée, et le poids nouveau de la capsule permet de calculer le poids des matières dissoutes par l'alcool éthéré.

Comme cette opération peut se faire après qu'on a déjà dosé, dans une autre partie de l'eau, les nitrates et le chlorure de lithium, on retranche ces deux poids de celui du résidu alcoolique total, on a par différence le poids de la matière organique elle-même, avec une approximation très suffisante pour considérer ce poids comme très approximatif de la vérité.

On peut ainsi faire une série d'observations ayant une tout autre justesse que celle donnée par les procédés précédents.

Ainsi, une eau minérale qui a absorbé o gr. 0006 d'oxygène par litre, et fourni en acide oxalique o gr. 0047, donnant o gr. 0358 de matière organique pesée, par le procédé que je viens de décrire, se rapprochera, avec ce chiffre de o gr. 0358, bien plus de la vérité, que par l'un des chiffres précédents.

En outre, elle permettra aux médecins qui ne sont pas au courant de la science analytique, et qui consultent les analyses d'eaux pour les ordonner à leurs malades, de comprendre de quelle manière il faut comparer entre eux les chiffres de la matière organique dosée des trois façons différentes dans la même source.

Et comme j'ai vu des confrères dans un grand embarras pour se décider à ordonner des eaux dont l'exposé incomplet des analyses, au point de vue du dosage de la matière organique, leur imposerait des doutes au sujet de la valeur de ces eaux, je dois entrer dans quelques détails, afin de permettre à ces confrères étrangers à l'Hydrologie de bien saisir la manière dont il faut qu'ils interprètent les résultats qu'ils ont sous les yeux au sujet de la teneur d'une eau en matière organique, lorsqu'on donne les trois manières dont on peut chiffrer cette matière dans une eau potable ou dans une eau minérale.

Comme c'est au sujet de l'analyse de l'eau du Verdet, publiée dans les Annales de la Société d'Hydrologie, que des observations m'ont été faites, j'ai cru bien faire en donnant les explications qui vont suivre, dans ce même recueil.

Tous les médecins savent qu'une eau dont la matière organique, dans un essai au permanganate de potasse, est représentée par o gr. oo2 d'oxygène, est une eau considérée comme mauvaise par le Conseil supérieur d'hygiène.

Les lois de l'hygiène exigent encore que, pour fixer les idées au sujet de cette même « matière organique, on la
« compare, au point de vue de sa quantité par litre, à la
« quantité d'acide oxalique qu'elle représente. Pour cela, on
« n'a qu'à multiplier par le coefficient 7,9 les o gr. oo2o
« d'oxygène obtenus par le procédé au permanganate, on
« obtient ainsi un nouveau chiffre représentant la matière
« organique qui s'écrit o gr. o148o, et qui est bien plus éle-
« vée que le chiffre o,oo2o précédent.

« Si, enfin, on dose par mon procédé à l'alcool la matière
« organique de la même eau, et que l'on obtienne le chiffre
« o gr. o358o, au lieu de o gr. oo2oo et o gr. o148o, on se
« trouve en présence d'un troisième chiffre, qui déroutera
« complètement le médecin peu habitué aux interprétations
« des formules chimiques, et qui ne comprendra pas que
« ces trois chiffres, différents en apparence, représentent la
« même quantité de matière organique par litre ; et il fera
« alors le raisonnement suivant : puisqu'une eau qui contient
« o gr. oo2o de matière organique par litre doit être rejetée
« comme eau potable, à plus forte raison, une eau qui en
« contient o gr. o148, doit-elle être refusée au point de vue
« de sa potabilité, et celle qui contient o gr. o358 de matière
« organique doit-elle, à plus forte raison encore, être décla-
« rée impotable et même dangereuse. Et, cependant, ces
« trois chiffres ont, au fond, la même signification.

« Il est donc indispensable que, dans un dosage de matière
« organique, on inscrive, à côté du chiffre obtenu, la men-
« tion : provenance du simple dosage par le permanganate
« de potasse, qui représente la quantité d'oxygène enlevée

« au permanganate ; ou bien, provenance du chiffre d'oxy-
« gène comparé à l'acide oxalique ; ou bien encore, prove-
« nance du dosage direct de la matière organique (seul
« dosage se rapprochant le plus de la vérité).

« Et ce qui serait encore préférable, afin d'éviter toute
« équivoque, serait d'adopter, comme seul dosage officiel de
« la matière organique, celui qui se rapproche le plus de
« la vérité, si l'on prend toutes les précautions opératoires
« que j'indique.

« A ce point de vue, le dosage ancien, par la simple calci-
« nation du résidu salin pour détruire la matière organique,
« est encore plus apte que le procédé par le permanganate
« de potasse, à donner une indication plus précise de l'abon-
« dance plus ou moins grande de la matière organique d'une
« eau quelconque.

« Pour ce qui est de l'eau du Verdet, les remarques que je
« viens de faire ont été, en réalité, présentées par un très
« grand nombre de médecins, et il a été de mon devoir de
« répondre par ce court mémoire aux observations qui ont
« été faites sur la matière organique, que la Science actuelle
« m'avait obligé de présenter sous les trois manières adop-
« tées au point de vue chimique. »

Il est aisé de comprendre, maintenant, combien il était
utile que je mentionne, dans mon travail, ces observations
faites au sujet du dosage de la matière organique de toutes
les eaux, soit potables, soit minérales.

Tout cela explique parfaitement le procédé auquel je me
suis arrêté dans l'exposé du tableau que je fais distribuer à
mon cours, pour arriver à l'étude complète d'une eau, au
point de vue des métaux qu'elle contient, et dont la présence des matières organiques colloïdales ont, jusqu'à moi,
empêché la découverte.

Ainsi que le proclament aujourd'hui tous les hydrologues
chimistes, c'est par suite de l'ignorance où l'on était, avant
l'époque de la découverte du rôle de la matière organique,
dans l'état colloïdal des métaux et des moyens de détruire
cet état par les lavages à l'alcool et par la calcination, qu'il a
fallu plus de 40 années de lutte pour arriver à démontrer

l'exactitude des affirmations sur la richesse des eaux minérales en métaux de toutes espèces.

Et il ne faut pas oublier que, sans l'intervention des deux Bardet père et fils et du spectrographe, mes affirmations auraient été inutiles pour faire triompher, comme cela a eu lieu à Madrid, cette vérité capitale de la richesse de toutes les eaux soit minérales, soit simplement potables, en métaux si nombreux et si variés.

Issoudun. — Imprimerie H. GAIGNAULT, 23, rue Victor-Hugo.

www.ingramcontent.com/pod-product-compliance
Lightning Source LLC
LaVergne TN
LVHW050235180726
843501LV00014BA/4291